Sallenave

$T_d \, {}^{41}_{30}$

DE LA DIMINUTION,

PURE ET SIMPLE,

DE LA VITALITÉ

DANS L'ORGANISME HUMAIN;

ET

DES MALADIES CHRONIQUES,

LES PLUS RÉPANDUES,

Qui ont cette origine;

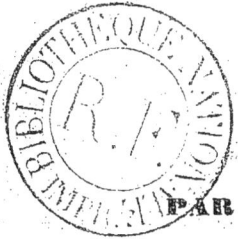

PAR LE DOCTEUR SALLENAVE,

MÉDECIN-CONSULTANT,

Place Puy-Paulin, 3, à Bordeaux.

---

20 *Juin* 1850.

BORDEAUX,

IMPRIMERIE DE JUSTIN DUPUY ET COMPAGNIE,

RUE DE LA DEVISE, 12.

1850

DIVISION SOMMAIRE.

Avant-Propos.

Première Partie : Diminution, pure et simple, de la vitalité dans l'organisme humain, considérée comme principe des maladies chroniques les plus répandues; et Prophylaxie de cette espèce de lésion.

Deuxième partie : Maladies chroniques, les plus répandues, provenant de la diminution, pure et simple, de la vitalité dans le corps humain; et Thérapeutique de ces affections.

AVANT-PROPOS.

———

Frappé, dès mon entrée dans la carrière médicale en 1830, de voir des malades qui, jugés incurables par suite d'affections chroniques plus ou moins obscures, guérissaient, même radicalement; frappé surtout de voir des sujets, déclarés atteints de lésions anciennes dont le caractère avait paru rigoureusement apprécié, mourir sans qu'à l'autopsie on en retrouvât le moindre vestige; je me promis de rechercher à quoi pouvaient tenir des erreurs aussi préjudiciables à la science et aux malades.

Les premières investigations auxquelles je me livrai dans ce but, me conduisirent, de prime-abord pour ainsi dire, à attribuer ces maladies à la composition anormale des fluides qui concourent à former l'économie animale. Mais, en réfléchissant que, produits des solides, ils ne peuvent s'altérer primitivement par eux-mêmes que dans des circonstances exceptionnelles et peu nombreuses, j'abandonnai bientôt une idée qui, du reste, émise bien auparavant, n'avait pas été confirmée par l'expérimentation.

Je recommençai donc à méditer; et, après avoir, plus d'une fois, désespéré de réussir, je fus, enfin, conduit à penser que ces maladies devaient, dans la majorité des cas, provenir de l'altération, en plus ou en moins, de la vitalité.

Cette pensée absorba depuis lors tout le temps que je pus distraire de mes occupations à la Faculté de Paris, où je prenais mes grades : j'avais, en effet, à considérer l'élément morbide qui découle de cette opinion, sous les rapports de sa réalité, de sa valeur, de son application et de ses résultats.

A l'égard de la réalité de ce principe, longtemps arrêté par l'impossibilité de le faire tomber sous les sens, je me déterminai pourtant à l'admettre, vu l'incontestabilité de ses effets les plus tranchés : la vie, qu'il produit en agissant sur les germes fécondés, chaque fois que les conditions voulues se rencontrent réunies; la mort, qu'il entraîne en se retirant des corps animés, dès que ces conditions cessent d'avoir lieu; la santé, qu'il entretient tant que la somme de vitalité départie à tout être vivant, se maintient dans un juste équilibre; la maladie, qu'il occasionne lorsque cette quantité relative de vitalité s'altère dans ses proportions. D'ailleurs, chacun ne sait-il pas qu'un exercice fatigant du corps, de l'esprit, associé ou non à une diminution des aliments, exige du repos, du sommeil, et une nourriture plus ou moins abondante, si l'on veut être aussi dispos le lendemain que la veille. Et puis, y a-t-il quelqu'un qui puisse contester que l'habitude de l'excès musculaire, de l'excès intellectuel, alors surtout qu'elle coexiste avec une abstinence proportionnelle, ne finisse par jeter dans une prostration physique, dans un accablement moral, qui exigent plus que la suspension du travail, de la réflexion, plus qu'une alimentation réparatrice, pour que l'on sente ses forces se relever, pour que l'on se trouve de nouveau capable de travailler, de réfléchir.

Sous le rapport de la valeur de ce principe, je l'acceptai d'autant plus volontiers, qu'étant à la recherche de l'origine des erreurs que je désirais détruire, je croyais l'avoir trouvée en lui; mais je ne compris toute sa portée qu'en avançant dans l'étude que j'en poursuivis avec ardeur.

Pour l'application de ce principe, si, dans les premières années de sa découverte, il ne me fut guère possible que d'établir sa théorie; la spécialité que j'en commençai en 1835, aussitôt après avoir été reçu Docteur, me convainquit, assez rapidement, de la fréquence des cas où il joue le principal rôle.

Quant aux résultats pratiques dont ce principe devient la source, l'appréciation que j'en avais faite tout d'abord, ne se rencontra pas erronée; elle s'accrut, au contraire, progressivement avec l'expérience, ainsi qu'il est aisé de s'en assurer par le Recueil d'observations de maladies chroniques que j'ai publié en 1842, et, surtout, par le Traité des affections de cette classe que j'ai publié en 1847.

Je viens de dire comment j'avais été conduit à rechercher l'élément méconnu tenant sous sa dépendance directe les affections, à marche lente, qui guérissent contre toute attente ou qui tuent sans laisser de trace, et quelles épreuves je dus faire subir à cette découverte avant de la considérer comme fondée. Je vais parler, à présent, de la manière dont la diminution d'activité de ce nouveau mode pathologique se comporte dans l'organisme humain, et des maladies chroniques auxquelles ce principe donne le plus communément naissance; remettant à plus tard de m'occuper des affections, du même ordre, que crée son augmentation d'activité.

DIMINUTION,

Pure et simple,

DE LA VITALITÉ DANS L'ORGANISME HUMAIN,

CONSIDÉRÉE COMME PRINCIPE

DES MALADIES CHRONIQUES

Les plus répandues;

ET

PROPHYLAXIE DE CETTE ESPÈCE DE LÉSION.

Il est fréquent, pour le médecin, de rencontrer, dans le monde, des personnes qui, sans se croire malades, lui disent pourtant : celles-ci, qu'elles éprouvent une lassitude générale, mais passagère; celles-là, qu'elles ressentent une susceptibilité fatigante, mais momentanée. Quelques-unes de ces personnes ajoutent même que ces malaises inaccoutumés coïncident, par temps, soit avec des langueurs d'estomac, des pesanteurs de tête, des palpitations, de la gêne à respirer, une nonchalance particulière..., soit avec des douleurs cérébrales, des étreintes à la poitrine, des serrements de cœur, de la sensibilité à l'épigastre, une impression pénible dans les membres.... Et, aussitôt, le médecin de répondre : c'est le sang; ce sont les nerfs.

Mais les premiers de ces interlocuteurs s'abusent sur l'état présent de leur santé; elle est déjà altérée. Mais les seconds se trompent sur le vrai principe de cette altération; elle n'est ni sanguine ni nerveuse.

Cette erreur, dans laquelle j'avance qu'ils se trouvent tous les deux, est positive. En effet, que ces malades négligent ces prodrômes de leur affection, ou bien que, sur le dire irréfléchi du médecin, ils se mettent à user de rafraîchissants ou de calmants, les fonctions ne tardent pas à se troubler à ce degré, que l'existence de l'affection devient aussi palpable que se montre évidente l'inefficacité de ces agents thérapeutiques.

Voilà ce qui est; voilà ce qu'il y a dans ces cas pathologiques : rien de plus; rien de moins. Je dois cette appréciation à de minutieuses recherches. Je dois sa confirmation à une longue expérience.

Mais qu'est cette maladie; ou bien, en d'autres termes, quelle partie de l'organisme a-t-elle pour siége, et quelle lésion ce siége éprouve-t-il? — L'analyse physiologique des symptômes sus-désignés, conduit à établir que cette affection est générale, et que la lésion qui la constitue, est une diminution, pure et simple, de la somme de vitalité dont était pourvu l'organisme. En effet, dans quelle région particulière de notre corps pourrait-on localiser l'étendue intrinsèque de ces troubles fonctionnels; à quel autre principe morbifique pourrait-on rapporter la lenteur de leur formation et de leur terminaison, l'instantanéité de leur recrudescence et de leur rémission?

Reste à trouver, d'une part, si cet affaiblissement de l'économie l'envahit tout d'un coup entièrement, ou bien s'il n'attaque que successivement les diverses régions qui concourent à la former; et, d'autre part, quelles sont les personnes les plus exposées à cet appauvrissement de l'économie. — Répondons, d'abord, que l'habitude d'observer cette maladie fait reconnaître qu'il peut lui arriver d'envahir, d'emblée, la totalité de l'organisme; à la suite de causes aussi physiques que morales, aussi matérielles qu'intellectuelles, et dont la transmission s'est effectuée autant par l'intermédiaire de l'estomac que par l'intermédiaire du cerveau; mais qu'il est bien plus fréquent à cette maladie de commencer, tantôt par la fraction du corps plus spécialement dévolue à la vie végétale ou de nutrition, tantôt par la fraction du corps plus spécialement dévolue à la vie animale ou de relation; d'après la nature particulière ou le mode d'action des causes qui ont agi, d'après encore le tempérament, inné ou acquis, qui laisse l'un de ces centres vitaux relativement plus susceptible. — Répondons, ensuite, que, toutes choses étant égales, la classe laborieuse ou active des villes et des campagnes, comme aussi la classe intelligente ou sensible de la société, sont plus exposées à cette altération de la vitalité générale.

La pratique de cette maladie nous a appris de plus que, lorsque l'affaiblissement de l'économie survient directement par les deux vies, il altère en premier lieu leurs fonctions simples, puis leurs fonctions plus compliquées, et enfin toutes les opérations par lesquelles s'entretient l'existence; tandis que dans l'appauvrissement survenu successivement par l'une et par l'autre vie, ces deux grands rouages, qui s'influencent bientôt, ne tardent pas à traduire leur lésion par les organes ou par les groupes organiques les plus liés à celle des deux vies la première affectée, et finissent par manifester cette lésion sur les tissus communs à l'une et à l'autre vie ou sur leurs appareils les plus importants. Or, ces conséquences morbides ne se bornent pas à confirmer les rapports existants, dans l'état normal, d'un côté entre les diverses parties du corps, d'un autre côté entre la vie de nutrition et la vie de relation ; elles étendent un voile plus épais sur le point de départ de la maladie, aux yeux du médecin peu habitué à envisager ce Protée.

Ce point de départ de la diminution, lente et graduelle, de l'élément vital, est encore plus obscur quand, n'importe la voie partielle ou commune par laquelle il s'est établi, le mal, au lieu de suivre la marche que nous avons dit lui être naturelle, se propage aux organes ou aux groupes organiques de toute l'économie les plus prédisposés à en ressentir les effets anormaux. Pour cette prédisposition, qui peut se trouver native ou occasionnelle, elle provient, soit de l'exiguité, et même du développement, relatifs de ces organes ou de ces groupes organiques, soit de la délicatesse, et même de la résistance, relatives de leur texture.

Signalons en outre que, quelle qu'ait été la marche, régulière ou irrégulière, des conséquences morbides, sus-mentionnées, résultant de la diminution, lente et graduelle, de l'élément vital, elles peuvent, au lieu de s'opérer sourdement, comme d'ordinaire, s'opérer parfois avec violence ; sortes d'accès, de crises, qui émanent, tantôt d'une cause étrangère à l'organisme, tantôt d'une cause inhérente à l'organisme, et d'où naît un autre embarras pour l'homme-de-l'art non familiarisé avec ce mode spécial de transmission de l'épuisement auquel je fais allusion. Dans ce cas, en effet, il erre complètement sur l'essence intime du mal, et le combat tout-à-fait contrairement à cette essence, restée la même : une diminution de la vitalité de l'économie entière ; mais plus ancienne ; mais plus prononcée.

Nous venons de formuler la diminution, pure et simple, de la vitalité dans l'organisme humain comme constituant le principe de souffrances, trop réelles pour le malade, quoique inappréciées par le médecin : indiquons maintenant la conduite à tenir pour se préserver de cette lésion de vitalité.

Dans ce but, il faut, pour les membres laborieux ou actifs de la population, particulièrement s'ils sont d'une constitution faible, peu résistante, éviter d'associer les occupations de l'esprit aux fatigues du corps énervantes ou trop soutenues ; ne pas veiller tard, tout en se levant de très-bonne heure ; faire un nombre suffisant de repas, et les prendre avec le plus de régularité possible ; se nourrir d'aliments substantiels et toniques, sans manquer de se reposer immédiatement ; délaisser l'usage inconsidéré des bains tièdes et des boissons tempérantes ; enfin, savoir endurer avec résignation les affections morales ou les revers de la fortune, être assez raisonnable pour se priver, surtout pendant la saison chaude, des exercices muscu-

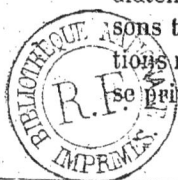

laires qui ajouteraient aux fatigues provenant de son état ou de ses habitudes, et fuir les excès de tous genres.

Dans ce but, il faut, pour les membres intelligents ou sensibles des villes et des campagnes, particulièrement s'ils ont une complexion délicate, très-impressionnable, se garder d'ajouter des fatigues corporelles à une occupation cérébrale trop sérieuse ou excessive, à des impressions vives ou presque incessantes; ne pas prolonger le jour aussi avant dans la nuit, tandis qu'on se lève tard; faire des repas moins rares, et les prendre à des heures plus régulières; composer sa nourriture de substances réparatrices et de boissons fortifiantes, avec la précaution de se promener de suite après; prendre l'habitude des bains frais, et renoncer à celle du café et des spiritueux; enfin, ne pas joindre le défaut d'exercice, surtout durant la saison froide, à l'inaction musculaire résultant de sa profession ou de ses goûts, supporter en philosophe les peines du cœur ou les souffrances de l'âme, et s'astreindre à la continence.

J'aurais pu réunir en un faisceau ces deux séries de moyens préservatifs, si je n'avais eu égard qu'à la puissance réciproque dont leur emploi est doué : celle d'empêcher la formation de la lésion vitale qui fait l'objet de cette partie de mon travail. Mais, comme par la négligence des premiers de ces préceptes cette altération tend à s'établir par la vie végétale, au lieu qu'il résulte de la négligence des seconds de ces préceptes que cette altération tend à s'établir par la vie animale, j'ai dû les présenter séparément.

Ces considérations exposées, signalons les maladies auxquelles la persistance ou l'augmentation de l'état anormal de l'économie humaine qui vient d'être signalé, donne le plus communément naissance. Toutefois, avant d'aborder ce nouveau sujet, faisons observer que les divisions et subdivisions sous lesquelles seront classées ces maladies, auront pour but, non pas de poser entre elles une ligne de démarcation absolue, non pas de séparer entièrement des lésions morbides identiques, non pas d'isoler les uns des autres des modes pathologiques ayant essence semblable; mais bien de faciliter l'intelligence de ces diverses altérations de l'organisme, tout en prémunissant contre les erreurs auxquelles conduisent les formes, plus apparentes que réelles, plus superficielles que profondes, plus passagères que durables, qu'il arrive à une seule et même maladie de revêtir.

MALADIES CHRONIQUES

Les plus répandues,

PROVENANT DE LA DIMINUTION,

PURE ET SIMPLE,

DE LA VITALITÉ DANS LE CORPS HUMAIN;

et

THÉRAPEUTIQUE DE CES AFFECTIONS.

Les maladies chroniques qui ont cette origine, sont plus nombreuses que l'on ne s'en doute. Aussi, pour éviter toute confusion, les désignerons-nous avec méthode.

Nous énumèrerons, d'abord, ces affections selon que le mal s'établit, soit par l'une, soit par l'autre vie, pour ne se montrer que sur son système le plus intime, ou bien aller jusqu'à se montrer sur ceux des organes ou des groupes organiques de cette même vie qui ont des fonctions moins cachées, plus apparentes ; comme encore pour, une fois étendu aux deux vies, attaquer, ostensiblement, certains de leurs tissus communs, ou bien quelques-uns des appareils principaux de la vie de nutrition et de la vie de relation. Nous énumèrerons, ensuite, ces affections selon que le mal siége primitivement dans l'une et dans l'autre vie, de manière à en troubler à la fois, ou les fonctions élémentaires, ou les fonctions moins simples, plus complexes, voire même de manière à en déranger le mécanisme entier. Nous continuerons cette énumération en désignant les principales des propagations non naturelles de la déperdition de la vitalité générale; et nous terminerons en citant les plus saillantes des manifestations aigües et subites que la durée ou l'accroissement de cette déperdition de vitalité peut entraîner, par voie régulière et par voie irrégulière.

Si nous sommes obligé d'énumérer ces maladies dans l'ordre qui vient d'être indiqué, pour nous conformer : 1° à la fréquence avec laquelle ce principe pathologique s'infiltre, toutes choses égales d'ailleurs, par l'une ou par l'autre vie séparément ; 2° à la rareté avec laquelle ce même principe pathologique s'infiltre, naturellement, par les deux vies à la fois ; 3° à l'irrégularité que les effets de son aggravation mettent, exceptionnellement, à se propager sur tels des systèmes ou des appareils, soit de l'un soit de l'autre de ces centres vitaux, comme aussi de tous deux ; et 4° à la violence que ces divers résultats emploient, quelquefois, pour se manifester ; le désir de simplifier, le plus possible, cette partie de notre travail, nous fera conserver à chacune de ces maladies le nom de celles des affections anciennes, plus ou moins connues, qui leur ressemblent par la forme autant qu'elles en diffèrent par le fond.

L'affaiblissement, simple et progressif, de l'économie humaine débute-t-il par la fraction du corps plus spécialement départie à la vie végétale ou de nutrition, pour paraître borné à son système le plus intime ; c'est-à-dire celui de la calorification instersticielle, de la nutrition moléculaire, des sécrétions et excrétions parenchymateuses ; les malades éprouvent une espèce de fièvre lente, qui est restée confondue avec les affections chroniques appelées hectiques ou de consomption.

Après avoir commencé par cette vie, l'affaiblissement de l'organisme influence-t-il d'une façon plus particulière l'estomac, les intestins, le foie, les reins, la vessie, le rectum ; il crée une gastrite, une entérite, une hépatite, une gravelle, un catarrhe vésical, des hémorrhoïdes, qui sont mal appréciés.

Cet état morbide général porte-t-il son action préférablement sur l'ensemble du cerveau ; il en résulte des douleurs cérébrales, qu'on a le tort d'assimiler aux maux de tête connus.

La diminution de la vitalité de cet ordre intéresse-t-elle plus directement le cœur, les poumons, les puissances respiratrices ; elle produit un anévrisme, un catarrhe pulmonaire ou rhume chronique, une hémoptysie ou crachement de sang, un asthme ou gène de respiration, dont l'espèce est nouvelle.

Ce mode pathologique général attaque-t-il surtout la partie du système-vasculaire-commun la plus en rapport avec la nutrition proprement-dite ; il forme une chlorose, différente des pâles-couleurs décrites dans les livres classiques.

L'appauvrissement, lent et graduel, de l'économie humaine commence-t-il par la fraction du corps plus spécialement départie à la vie animale ou de relation, pour paraître restreint à son système le plus intime ; celui que nous avons dit opérer la calorification moléculaire, la nutrition intersticielle, les sécrétions et excrétions parenchymateuses; les malades ressentent une espèce d'affection nerveuse, qui a toujours été confondue avec les altérations chroniques de l'encéphale et de la moëlle-épinière portant le même nom.

Après avoir débuté par cette vie, l'appauvrissement de l'organisme intéresse-t-il d'une façon plus particulière l'encéphale seul, ou bien encore son prolongement; il s'ensuit une espèce nouvelle, soit de spasme cérébral, qui peut s'étendre aux sens et au visage, soit de convulsions, dont les types les plus tranchés sont dénommés tremblements, catalepsie, chorée ou danse-Saint-Guy, épilepsie ou malcaduc ; il s'ensuit encore des étourdissements ou des paralysies, de la même classe.

Cet état morbide général affecte-t-il de préférence l'ensemble de la poitrine; il engendre un spasme pectoral qui, pouvant se compliquer d'expectoration, sanguine ou muqueuse, comme aussi de battements de cœur, est assimilé, à tort, aux angines de poitrine que l'on connaît.

La diminution de la vitalité de cet ordre influe-t-elle plus directement sur l'appareil digestif; elle forme une névrose de ses principaux organes, distincte de celles dont la nature est plus ou moins bien appréciée.

Ce mode pathologique général s'appesantit-il davantage sur la trame même des parties du corps les plus liées à l'innervation cérébro-spinale; il crée une névralgie, autre que celles signalées par les auteurs.

Cet affaiblissement de l'économie finit-il, quelle qu'ait été son origine partielle, par agir sur certains des tissus communs à l'une ou à l'autre vie; il amène : du côté de la peau, des éruptions variées, des ulcères rebelles, qui sont inexactement envisagés ; du côté de la muqueuse des ouvertures naturelles, une irritation permanente, avec sécrétion variable et même ulcération, qui sont aussi faussement jugées ; du côté des tissus cellulaire, synovial, séreux, un œdème sous-cutané, une hydropisie articulaire..., un épanchement de l'abdomen, des plèvres..., qui ont une nature particulière; du côté des tissus musculaire, fibro-cartilagineux, des membres et de telles autres régions, des rhumatismes, qui ont une nature non moins spéciale.

Cet appauvrissement de l'économie finit-il, quelle qu'ait été son origine partielle, par agir, simultanément, sinon à un égal degré, sur quelques-uns des appareils les plus importants de l'une et de l'autre vie; il amène : tantôt une espèce méconnue, soit d'hypochondrie, soit d'hystérie, selon qu'il influence le cerveau et surtout la région entière ou de l'abdomen ou de l'hypogastre; tantôt une espèce, aussi peu connue, soit de mélancolie, soit de monomanie, selon qu'il influence le ventre ou le bas-ventre, et surtout la totalité de l'encéphale ou bien une de ses fractions.

Nous avons avancé que la déperdition, lente et graduelle, de la vitalité dont est pourvu le corps humain, pouvait occuper de prime-abord les deux vies, et qu'alors elle se bornait, parfois à en attaquer les systèmes élémentaires, parfois à en attaquer les organes ou les appareils principaux, ou bien qu'elle allait jusqu'à frapper l'ensemble des rouages qui entretiennent l'existence.

Dans le premier cas, il arrive à cette altération vitale de déterminer, en même temps, les maladies, sus-désignées, du système produisant la chaleur ainsi que la composition et la décomposition moléculaires, tant de la vie végétale que de la vie animale.

Dans le second cas, il arrive à cette altération vitale de déterminer, en même temps, les maladies, sus-désignées, des organes qui concourent, individuellement, à produire ou des appareils qui suffisent, seuls, à produire la digestion, la circulation, la respiration..., l'innervation, la locomotion....

Dans le troisième cas, il peut se faire que cette lésion de la vitalité engendre une sorte d'étisie, compliquée même, d'impuissance chez l'homme, de stérilité chez la femme, et que l'on commet l'erreur de prendre pour la phthisie tuberculeuse, de traiter comme telle.

Pour les propagations non naturelles par lesquelles nous avons dit que la diminution de l'élément vital en question, peut s'effectuer; si les groupes organiques du corps humain qui se trouvent le plus prédisposés à ce mode de transmission du mal, occupent le ventre, la tête ou la poitrine; ceux des organes entrant dans la composition de ces régions, qui subissent le plus souvent cette influence accidentelle, sont l'estomac, le cerveau, le cœur ou les poumons.

Pour les manifestations violentes par lesquelles nous avons dit aussi que la diminution de l'élément vital peut s'opérer ; si les fonctions complexes du corps humain qui traduisent le plus facilement cette influence passagère, momentanée, dépendent du ventre, de la tête ou de la poitrine ; celles des fonctions simples qui, contribuant à ces opérations, se trouvent le plus prédisposées à ces accès, à ces crises du mal, sont la digestion stomacale, la pensée et le sentiment, la circulation cardiaque ou la respiration proprement-dite.

Nous venons de désigner les maladies chroniques dont la déperdition, pure et simple, de la vitalité de notre corps, devient la source ; passons maintenant à l'exposé de la thérapeutique, aussi naturelle qu'ignorée, qui guérit ces maladies.

Est-ce notre fièvre lente qu'il faut combattre, nous conseillons d'associer à la pratique exacte des moyens que nous avons énumérés comme prophylactiques de cette diminution de vitalité tendant à s'établir principalement par la vie végétale, l'administration, aussi bien extérieure qu'intérieure, des médicaments amers, et surtout des médicaments aromatiques.

Cette affection a-t-elle déjà gagné l'abdomen, la tête, la poitrine, la fraction du système-vasculaire-général la plus liée à la nutrition commune ; nous favorisons les effets de ces premiers agents par l'hygiène propre à l'organe ou aux groupes organiques composant la région que le mal a plus particulièrement atteinte.

Est-ce notre affection nerveuse qu'il faut combattre, nous conseillons d'associer à la pratique exacte des moyens que nous avons énumérés comme prophylactiques de cette diminution de vitalité tendant à s'établir principalement par la vie animale, l'administration, aussi bien externe qu'interne, des médicaments aromatiques, et surtout des médicaments amers.

Cette maladie a-t-elle déjà gagné la tête, la poitrine, l'abdomen, la trame même des régions de l'organisme les plus en rapport avec l'innervation encéphalo-rachidienne ; nous favorisons les effets de ces premiers agents par l'hygiène propre à l'organe ou aux groupes organiques composant la région que le mal a plus particulièrement atteinte.

Sont-ce les tissus communs aux deux vies ou leurs appareils les plus importants que la fièvre lente ou l'affection nerveuse dont il est question, a fini par frapper ; nous prolongeons l'emploi des moyens curatifs, soit de l'une, soit de l'autre de ces maladies générales.

La fièvre lente et l'affection nerveuse auxquelles nous faisons allusion, sont-elles à traiter en même temps ; nous prescrivons simultanément la médication sus-désignée de chacune de ces maladies.

Ces affections ne troublent-elles que les fonctions élémentaires des deux vies, nous nous bornons à l'usage desdits traitements ; mais ces affections dérangent-elles les fonctions moins simples, plus compliquées, de l'une et de l'autre vie, nous secondons ces traitements par l'hygiène spéciale de ces dernières fonctions ; et, si les maladies ci-dessus dénommées, vont jusqu'à désharmonier le mécanisme de toute l'économie, nous persistons longtemps dans l'usage de ces agents médicaux.

Contre les propagations anormales que la déperdition de la vitalité peut entraîner, à l'administration des deux ordres de moyens que nous venons d'indiquer, doit être ajouté le repos des systèmes organiques sur lesquels ce mode de transmission s'est opéré.

Contre les manifestations aiguës et subites par lesquelles la déperdition de la vitalité peut se traduire, à l'administration de ces trois ordres de moyens doivent être ajoutés les médicaments antispasmodiques locaux et même généraux.

Complétons ce que nous avions à dévoiler sur la diminution de la vitalité dans le corps humain et sur les maladies chroniques qui ont cette origine, en faisant remarquer : d'une part, que si, dans les divers degrés de cet état anormal de notre économie, l'on peut ordinairement reconnaître, par un examen approfondi, comment l'affection s'est produite, quelle voie elle a suivie pour s'engendrer, il n'est pas toujours possible, avant essai du traitement, de préciser où l'affection est limitée, quelles régions en sont encore exemptes, ni, par conséquent, de déterminer, au juste, combien de temps résistera le mal, quel retard la convalescence éprouvera, et l'époque du retour définitif de la santé ; d'autre part, que si les diverses formes morbides sous lesquelles a été étudié ce même état anormal de notre économie, sont trop dépendantes les unes des autres, ont trop de liaisons entre elles, présentent trop de points de contact, pour conserver longtemps une existence isolée, l'on devra s'attendre à rencontrer ces formes morbides réunies deux, trois et même plus nombreuses, sur certains individus, mais sans que cette complication s'oppose à ce que le mal finisse par guérir, quand est associée à la médication du mode pathologique primitif la médication de celui ou de ceux des modes pathologiques secondaires qu'on y trouve greffés.

Ouvrages du docteur Sallenave.

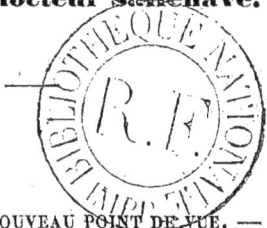

La Fièvre considérée sous un nouveau point de vue. — 1835.

Trois Mémoires sur la Médecine, publiés, le premier en 1836, le second en 1837, et le troisième en 1839.

Observations Médico-Chirurgicales. — 1841.

Recueil d'observations de Maladies Chroniques traitées avec succès. — 1842.

Aperçu sur les causes, la nature et le traitement de quelques Maladies Chroniques. — 1843.

Traité des espèces méconnues et curables des Maladies Chroniques les plus répandues. — 1847.

Du Principe des Maladies Chroniques auxquelles on est le plus exposé, et des précautions a prendre pour prévenir ces affections. — 1848.

www.ingramcontent.com/pod-product-compliance
Lightning Source LLC
Chambersburg PA
CBHW050429210326
41520CB00019B/5846